RECHERCHES

SUR

L'ABSORPTION CUTANÉE

DES SUBSTANCES MÉDICAMENTEUSES

INCORPORÉES DANS LES CORPS GRAS

Pouvoir incarcérant de l'axonge, la vaseline et la lanoline pour les produits auxquels elles servent d'excipients

PAR

L. GUINARD

Chef des Travaux de physiologie à l'École vétérinaire de Lyon.

Avec la collaboration de M. A. BOURET.

Communication faite à la Société des Sciences médicales.

LYON

ASSOCIATION TYPOGRAPHIQUE

F. PLAN, RUE DE LA BARRE, 12.

1891

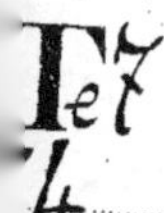

RECHERCHES

SUR

L'ABSORPTION CUTANÉE

DES SUBSTANCES MÉDICAMENTEUSES

INCORPORÉES DANS LES CORPS GRAS

Pouvoir incarcérant de l'axonge, la vaseline et la lanoline pour les produits auxquels elles servent d'excipients

PAR

L. GUINARD

Chef des Travaux de physiologie à l'École vétérinaire de Lyon.

Avec la collaboration de M. A. BOURET.

Communication faite à la Société des Sciences médicales.

LYON

ASSOCIATION TYPOGRAPHIQUE

F. PLAN. RUE DE LA BARRE, 12.

1891

RECHERCHES

SUR

L'ABSORPTION CUTANÉE DES SUBSTANCES MÉDICAMENTEUSES

INCORPORÉES DANS LES CORPS GRAS

Travail du Laboratoire de Physiologie de M. Arloing.

I

Quand nous avons commencé ces recherches, notre intention n'était pas de revenir sur la fameuse question de l'absorption des médicaments par la peau intacte. Notre but, plus restreint et plus modeste, était simplement de contrôler certains faits d'observation, et quelques expériences se rapportant au pouvoir remarquable, attribué à la lanoline, de faciliter la pénétration des substances médicamenteuses à travers la peau.

En effet, depuis que Liebreich avait attiré l'attention des thérapeutistes sur la lanoline, et avait annoncé que cette graisse diffusait avec une extrême facilité dans toute l'épaisseur de la couche épidermique, un grand nombre de médecins l'avaient employée comme excipient, et avaient avancé que non seulement elle favorisait l'imprégnation des couches superficielles par le médicament, mais encore la pénétration de ce dernier à travers la peau et son absorption consécutive.

Il nous suffira de rappeler que Kœbner, Katschkowsky, Lassar, Herbig, etc., invoquaient, à l'appui, les expériences positives qu'ils avaient faites, et admettaient, par exemple, qu'après l'application, sur le cuir chevelu, d'une pommade contenant un millième de bichlorure de mercure, on pouvait percevoir, au bout de quelques minutes, la sensation de saveur métallique.

Ces expériences nous apprenaient encore qu'en faisant des frictions sur la peau du porc et du cadavre humain avec du vermillon mêlé à la lanoline, on peut constater, au microscope, la pénétration du colorant dans les couches les plus profondes du derme et dans le réseau lymphatique; qu'enfin, l'iodure de potassium était, lui aussi, très rapidement absorbé et se retrouvait dans les urines, à l'état d'iodure de sodium, 15 minutes après la friction.

Ces faits, et beaucoup d'autres encore, semblaient indiquer que l'emploi de la lanoline de Liebreich, comme excipient, pouvait permettre, dans certains cas, une absorption cutanée des médicaments en quantité suffisante pour obtenir des effets généraux.

On trouve cependant des avis diamétralement opposés, et parmi ceux-ci, nous citerons celui de Frænkel qui, après avoir expérimenté sur des malades et sur des sujets bien portants, avec des pommades au sublimé, à l'acide salicylique et à l'iodure de potassium, conclut qu'au point de vue de la résorption de ces médicaments par la peau, il n'y a aucun avantage à substituer la lanoline à l'axonge pour la préparation des pommades.

M. Aubert va plus loin et déclare que non seulement la lanoline, employée comme excipient, ne favorise pas l'absorption des médicaments par la peau, mais la rend plus incertaine.

Nous verrons dans la suite que cette constatation de M. Aubert se trouve confirmée par nos propres expériences.

De notre côté, bien que parfaitement convaincus de la résistance presque invincible qu'oppose l'épiderme intact à la pénétration des substances placées à sa surface, nous n'étions pas éloignés de donner raison à Kœbner, Katschkowsky, Lassar, Herbig et autres auteurs qui croient à l'absorption cutanée des médicaments incorporés dans les corps gras; car il nous semblait d'abord que, de même qu'un filtre préalablement imprégné d'huile laisse passer isolément ce liquide quand il est mélangé avec l'eau, l'épiderme, toujours imprégné de matières grasses, doit laisser passer les substances incorporées dans les corps gras. — La lanoline, étant extraite d'un produit de sécrétion cutanée, devait, pour la même raison, pénétrer plus facilement encore.

D'autre part, les résultats satisfaisants que nous avions obtenus dans le traitement de la gale folliculaire du chien, par l'emploi d'une pommade ayant pour excipient la lanoline, nous engageaient encore à croire en ce pouvoir particulier de pénétration; car la gale folliculaire est une affection parasitaire considérée souvent comme incurable, à cause de la difficulté qu'on éprouve à atteindre le demodex au fond des follicules pileux où il se trouve cantonné (1).

Dans ce cas particulier, s'agissait-il d'une absorption ou d'une imprégnation plus facile des éléments cutanés? C'est ce que nous ne pouvons dire. D'ailleurs, dans notre essai, nous avions employé une pommade à la créoline à 5 °/₀, et des bains créolinés à 1 °/₀; il peut parfaitement se faire que l'activité même du médicament ait joué le principal rôle dans les résultats que nous avons obtenus.

En somme, il nous semblait qu'il y avait là un point à élucider, et, dès le 21 juin 1890, nous commencions une série d'expériences pour étudier comparativement le pouvoir pénétrant de la lanoline, de l'axonge et de la vaseline. — Ces expériences n'étaient pas terminées, lorsque dans le n° de décembre du *Recueil d'Alfort*, MM. Adam et Schoumacher publiaient une note sur l'axonge et la vaseline au point de vue de l'absorption cutanée.

Dans cette note, les auteurs se proposaient de voir d'abord jusqu'à quel point la peau peut absorber, et quelles différences présentent l'axonge et la vaseline comme facilité d'absorption. Les conclusions auxquelles MM. Adam et Schoumacher sont arrivés, après avoir expérimenté sur le chien, sont les suivantes:

(1) L. Guinard : *Transmission et essai de traitement de la gale folliculaire du chien*, in *Journal de l'Ecole vétérinaire de Lyon*, 1890.

1° L'absorption des corps gras par la peau est réelle, mais extrêmement faible chez le chien ;

2° Sur la peau intacte, les pommades à la vaseline n'ont pas d'effet général.

La question de l'absorption des médicaments par la peau était donc encore soulevée et démontrée expérimentalement ; mais, comme ces expériences ne nous paraissaient pas très concluantes, nous avons été tentés de les reprendre, d'étendre le domaine du travail que nous avions commencé, et de revenir sur la question de l'absorption cutanée, puisque des opinions contradictoires la laissaient encore en suspens.

Nous avons poursuivi alors nos recherches avec le concours d'un de nos élèves de laboratoire, M. Bouret, qui a été un collaborateur actif et consciencieux. — Nous avons entrepris ensemble une série d'expériences sur l'homme et les animaux et nous sommes efforcés de savoir : — 1° si l'un ou l'autre des excipients gras, axonge, vaseline et lanoline, peut véritablement favoriser la pénétration des produits médicamenteux à travers l'épiderme ; — 2° s'il existe une différence dans l'emploi de chacun d'eux, en admettant que l'absorption cutanée soit démontrée ; — 3° enfin, dans le cas où cette absorption serait reconnue impossible à travers l'épiderme intact, quel serait l'excipient qui céderait le plus vite le principe actif y incorporé, quand une pommade est appliquée sur une surface absorbante ?

II

EXPÉRIENCES FAITES SUR L'HOMME.

Nos premiers essais ont été faits avec la pommade officinale à l'iodure de potassium, préparée avec la lanoline, et, dans ces essais, comme dans tous ceux qui ont suivi, nous avons toujours employé des pommades fraîches et récemment préparées. — Les applications étaient faites par frictions sur la poitrine de jeunes gens de 21 à 22 ans, et chaque fois on avait soin de prendre les précautions les plus minutieuses pour se mettre complètement à l'abri de l'absorption possible de la vapeur d'iode par les voies respiratoires, cause d'erreur à éviter dans l'emploi de pommades à l'iodure de potassium. A cet effet, une large bande d'un tissu imperméable était appliquée directement et collée sur la surface frictionnée.

Expérience I. — 5 gr. de pommade à l'iodure de potassium sont appliqués sur la poitrine de deux jeunes gens, au niveau de la région épigastrique. — La friction embrasse une surface de 30 centimètres environ, et est prolongée pendant cinq minutes. — Un quart d'heure après on commence à recueillir les urines, et on continue cette récolte toutes les cinq minutes pendant les deux premières heures, puis, d'heure en heure pendant les dix heures suivantes.

En employant le réactif perchlorure de fer et sulfure de carbone, sur la sensibilité duquel nous nous étions renseignés, par un essai préliminaire fait sur l'urine d'un sujet ayant ingéré une dose très minime d'iodure de potassium, nous ne sommes pas parvenus à déceler la moindre trace d'iode, pas plus dans l'urine de deux heures que dans celle de dix heures.

Exp. II. — Pensant que la proportion d'iodure de potassium contenue dans la pommade et appliquée sur la peau n'était pas suffisante, nous avons préparé, toujours avec la lanoline, une pommade au quart qui a été appliquée, à raison de 8 gr. par sujet, sur une surface de 50 cent. avec friction de 5 minutes. Comme précédemment, résultat négatif avec toutes les urines de la journée.

Parallèlement, nous avons essayé une pommade iodurée au quart, préparée avec l'axonge et appliquée dans des conditions absolument identiques. Pas plus qu'avec la lanoline, l'iodure n'a pu être décelé dans les urines.

Exp. III. — Dans cette troisième série nous avons employé des pommades contenant parties égales d'iodure de potassium et d'excipient, lanoline, axonge et vaseline, et appliqué 20 gr. de chacune d'elles, avec friction de 6 minutes, sur une surface de 60 centimètres environ (toujours sur la poitrine).

L'urine de chacun des jeunes gens, auxquels les frictions avaient été faites, recueillie comme précédemment, ne contenait pas la moindre trace d'iode, pas plus après deux heures que le soir et même le lendemain.

Exp. IV. — Jusqu'à présent la surface cutanée sur laquelle les frictions étaient pratiquées n'était pas préparée; nous avons répété les mêmes essais que dans la série III, après lavages préalables de la peau à l'eau tiède et au savon. Les résultats ont été aussi complètement négatifs que précédemment.

Nous sommes donc autorisés à conclure que l'iodure de potassium, incorporé même à doses fortes dans l'axonge, la vaseline et la lanoline, appliqué avec friction et maintenu sur la surface cutanée pendant plus de dix heures, ne pénètre pas à travers l'épiderme et n'est pas absorbé.

Nous ne nous sommes, d'ailleurs, pas bornés à l'emploi de l'iodure de potassium et avons recherché également si d'autres substances pourraient, toujours appliquées en pommade, vaincre la résistance de l'épiderme.

Nous avons essayé successivement des préparations au mercure, à la morphine, à la strychnine et à l'atropine.

Exp. V. — Le 13 janvier, l'un de nous se fait une large application circulaire sur tout l'avant-bras, après lavage, préalable à l'eau tiède et au savon, avec une pommade formée de :

Chlorhydrate de morphine.	2 gr.
Lanoline	10 gr.

Friction pendant six minutes, et conservation de la pommade sur la peau pendant toute la journée. Dans ces conditions, il n'y a pas eu le moindre indice que la pénétration ait pu se faire, la région frictionnée n'a pas présenté le moindre engourdissement, et, bien entendu, il n'y a pas eu de phénomènes généraux.

Nous avons répété cet essai sur nous-même et n'avons pas été plus heureux.

Exp. VI. — Dans un des travaux allemands que nous

citions plus haut, il est dit qu'après l'emploi, sur le cuir chevelu, d'une quantité égale à la grosseur d'une fève, d'une pommade contenant 1/1000 de sublimé, on perçoit en quelques minutes la saveur métallique. Nous avons répété ces expériences et tâché de constater le même fait. — Pour cela faire nous avons préparé une pommade contenant :

Bichlorure de mercure. 0,5
Excipient (vaseline, lanoline ou axonge). 100

De cette pommade, nous avons pris environ la grosseur d'une fève que nous avons appliquée en frictions sur une partie du cuir chevelu.

Nous ignorons les conditions dans lesquelles se sont placés les expérimentateurs qui nous ont précédés, mais, contrairement à ce qu'ils ont avancé, nous n'avons jamais ressenti la saveur métallique.

Exp. VII. — Dans l'intervalle de ces essais, nous poursuivions parallèlement une série de recherches sur les différents animaux, recherches dont nous donnerons plus loin les résultats, et nous étions arrivés en somme à acquérir la certitude que dans tous les cas, et pour quelque substance que ce soit, l'épiderme intact est toujours une barrière infranchissable. C'est pourquoi l'application d'aucune pommade n'ayant jamais été suivie d'un effet général, toutes les fois que nous opérions dans les conditions voulues, nous n'avons pas craint de nous servir des substances les plus toxiques pour préparer des pommades destinées à être appliquées en frictions sur la peau de l'homme, ne redoutant pas de voir apparaître le moindre symptôme d'empoisonnement.

Des expériences antérieures nous ayant appris que la vaseline est, des excipients gras, celui qui cède le plus facilement les médicaments qui sont incorporés intimement dans sa masse, nous avons, pour ces derniers essais, préparé des pommades avec cette substance, employant comme poison l'atropine et la strychnine, à raison d'une partie d'alcaloïde pour 5 parties de vaseline.

Je me suis fait moi-même une large embrocation sur tout l'avant-bras gauche, avec une quantité de pommade contenant environ 5 décigrammes de sulfate de strychnine, frictionnant également tous les points de l'avant-bras, face externe et face interne. J'ai gardé la préparation durant six heures et pendant tout ce temps je n'ai rien ressenti, pas le plus petit trouble indiquant une pénétration du médicament; certes, la quantité n'aurait pas eu besoin d'être bien forte pour que l'absorption s'annonce par des signes non douteux et très caractéristiques. J'avais eu soin au préalable de m'assurer qu'il n'existait pas la moindre érosion dans les parties où le médicament devait être appliqué.

M. Bouret s'est appliqué, à deux reprises, la préparation contenant l'atropine, s'étalant chaque fois sur l'avant-bras une quantité de pommade renfermant 5 décigrammes de poison. Il n'a pas été plus heureux que moi; je devrais dire plus malheureux, car si le médicament avait passé, en quantité même dix fois moins considérable, il en aurait ressenti immédiatement les désagréables effets.

Par conséquent, chez l'homme, l'absorption cutanée des médicaments non irritants ne se produit pas, et la lanoline, pas plus que la vaseline et l'axonge, ne jouit d'un pouvoir quelconque pour vaincre la barrière épidermique. Nous reviendrons d'ailleurs plus loin sur ces premiers résultats, qui nous serviront à faire une étude générale et critique de la question d'absorption par la peau intacte.

III

EXPÉRIENCES SUR LES ANIMAUX.

Nous avons dit plus haut que MM. Adam et Schoumacher nous avaient précédés dans cette voie et avaient recherché sur le chien quelle est la valeur de l'axonge et de la vaseline au point de vue de l'absorption cutanée. Se proposant de démontrer si, avec l'un ou l'autre excipient, l'aborption se fait de la même manière, ces auteurs admettaient en principe que la peau absorbe; ils ont, en effet, entrepris des expériences comparatives et obtenu des résultats qui semblent confirmer cette absorption, et accordent l'avantage à l'axonge pour la rapidité avec laquelle elle se fait.

Les faits que nous avons constatés étant absolument en désaccord avec ceux que rapportent MM. Adam et Schoumacher, nous tenons à reproduire le passage dans lequel se trouve la description de leurs expériences :

« Il était essentiel dans ces essais, vu les doses énormes que nous avons été obligés d'employer à cause de la faiblesse de l'absorption cutanée chez le chien, d'éviter une introduction accidentelle, soit par le tube digestif, si le chien se léchait, soit par une solution de continuité fortuite. Pour éviter autant que possible ces causes d'erreur, la pommade était appliquée, *sans frictions*, sur le sommet de la tête préalablement tondue avec soin, et l'animal était surveillé attentivement.

« 5 centigram. de chlorhydrate de strychnine ne produisent aucun effet, que l'excipient soit l'axonge (chien de 7 kil.), ou la vaseline (5 kil. 100). Hyperesthésie très faible avec 5 décigrammes de chlorhydrate de strychnine dans l'axonge (chien de 11 kil.)

« Avec 2 gr. du même sel dans l'axonge on obtient les résultats suivants.

« Chien de 5 kil., accès tétanique au bout de 3 minutes, mort au bout de 20 minutes.

« Chien de 15 kil. 600, mort au bout de 25 minutes.

« Chien de 36 kil. 500, mort au bout de 12 heures.

« Pour ce dernier chien, l'observation n'a pu évidemment être maintenue tout le temps, et il se peut que le chien se soit frotté la tête contre un objet, qu'il ait ensuite léché. Il n'y avait en tout que 8 grammes d'axonge environ, et il suffisait d'une ingestion de 10 milligrammes de cette pommade pour déterminer la mort.

« On pourrait objecter encore que pendant la tonte une solution de continuité avait pu se produire. On fit intentionnellement une entaille légère sur la tête d'un chien (11 kil.).

Cette entaille était assez apparente pour qu'on puisse affirmer qu'il ne peut s'en produire de pareille sans qu'on s'en aperçoive : la mort n'arriva qu'au bout de 20 heures. (Même remarque que pour le précédent.)

« On peut conclure de ces faits que l'absorption des corps gras par la peau est réelle, mais extrêmement faible chez le chien, puisqu'il faut des doses 1000 fois plus fortes que par injection.

« Il nous a été impossible d'observer *la moindre action* avec la pommade à la vaseline.

« Les doses ont été de 1 gr. de chlorhydrate de strychnine (chiens de 4 kil. 150 et de 25 kil.), ou de 2 grammes (chiens de 7 kil., de 36 kil.)

« L'atropine a présenté les mêmes différences d'effets suivant la nature de l'excipient : très faible mydriase au bout de 6 heures, avec 1 gr. d'atropine dans l'axonge (chien de 25 kil.) ; action nulle avec 1 gr. d'atropine dans la vaseline (chien de 34 kil.). »

Pourquoi cette différence entre l'axonge et la vaseline ?

MM. Adam et Schoumacher, qui admettent la possibilité de l'absorption cutanée, croient la trouver dans la différence de composition qui existe entre la vaseline et les matières grasses ou sébacées qui imprègnent la peau.

S'il était réellement prouvé que la peau *intacte* absorbe les substances mélangées à l'axonge, nous adopterions volontiers cette explication, mais nous croyons et nous démontrerons que, chez le chien comme chez l'homme, cette absorption ne se fait pas.

La cause des différences constatées par les expérimentateurs d'Alfort ne doit donc pas être celle qu'ils indiquent.

Nous ne comprenons pas non plus comment il se fait qu'après application de pommade à la strychnine sur une entaille assez apparente, faite intentionnellement sur la tête d'un chien, celui-ci ne soit mort qu'au bout de 20 heures, alors que, dans d'autres conditions, la peau étant supposée intacte, l'animal mourait au bout de 20 et 25 minutes, par exemple. La peau était-elle bien intacte ?

S'il nous était permis de donner une explication relativement aux expériences faites par d'autres personnes, et si nous connaissions mieux les conditions dans lesquelles ces expériences ont été faites, nous proposerions peut-être l'interprétation suivante :

Le point de fusion de l'axonge est inférieur à celui de la vaseline ; quand une même quantité de l'un et de l'autre corps se trouve soumise à une même température, l'axonge se ramollit plus vite, s'étend et diffuse plus facilement. C'est au moins ce que nous avons constaté. De telle sorte que, appliquée sur la tête d'un chien, la pommade à l'axonge doit s'étendre en surface beaucoup mieux que la vaseline ; elle peut entraîner le poison et le porter ainsi jusqu'au contact des muqueuses oculaires ou à portée de la langue de l'animal.

La vaseline, au contraire, serait plus fixe et ne diffuserait pas au loin.

Voici d'ailleurs, l'expérience de contrôle que nous avons faite :

Sur la tête de deux chiens nous avons appliqué une égale quantité de deux pommades à l'iodure de potassium, l'une préparée avec l'axonge et l'autre avec la vaseline. A l'aide de réactifs convenables, nous avons recherché concentriquement si le sel s'étendait et diffusait au delà du point d'application.

Ce que nous avions prévu s'est réalisé ; l'iodure incorporé dans l'axonge pouvait, au bout de quelques instants, se déceler nettement à quelques centimètres au delà de l'endroit où nous l'avions appliqué, tandis qu'avec la vaseline le résultat était plus douteux.

Nous ne prétendons pas soutenir que les choses ont dû se passer de semblable manière dans l'expérience de MM. Adam et Schoumacher, mais notre explication nous ayant paru plausible, nous avons simplement cherché à la vérifier.

Voici, d'ailleurs, les expériences que nous avons entreprises sur les animaux et les résultats qu'elles nous ont donnés. Elles ont été faites sur le cheval, le bœuf, le chien, le lapin et le cobaye.

IV

EXPÉRIENCES SUR LE CHEVAL.

Dans le cours de nos recherches bibliographiques, nous avions vu que Lassar, en mêlant du vermillon à la lanoline, était parvenu, après frictions sur la peau du cadavre humain et du porc, à constater, au microscope, que cette graisse pénètre et entraîne le colorant dans les couches les plus profondes du derme et dans le réseau lymphatique.

Nous avons répété cette expérience sur le cheval, en nous servant de pommades au vermillon préparées avec la lanoline, l'axonge et la vaseline.— Plusieurs frictions énergiques ont été faites avec chaque pommade sur les jarrets et les boulets d'un sujet de dissection. Ces frictions ont même été répétées trois fois, à quatre ou cinq jours d'intervalle, et après cela nous avons sacrifié l'animal.

Des lambeaux de peau ont été enlevés avec précaution, dans les points correspondant aux régions frictionnées; ils ont été durcis, coupés et examinés au microscope. Rien n'avait passé à travers l'épiderme, pas plus avec la lanoline qu'avec les autres excipients.

Sur le même cheval on avait fait aussi, dans d'autres régions, des applications réitérées de pommade au ferrocyanure de potassium. On a parfaitement constaté encore, en prenant la précaution de faire les coupes de dedans en dehors, afin de ne pas entraîner mécaniquement le sel dans la profondeur, que ce sel n'avait pas dépassé la couche épidermique.

V

EXPÉRIENCES SUR LE BŒUF.

Sur la région du dos d'un bouvillon de 8 mois, nous avons coupé les poils, en nous servant d'une tondeuse, et, après nous être assuré qu'en ce point il n'existait pas la moindre excoriation, nous avons appliqué, avec friction, sur une surface de 130 cent. environ, 50 grammes de pommade mercurielle *simple*. Nous avons pris le soin de protéger la région contre toute atteinte, en la recouvrant d'abord avec une large bande de taffetas gommé, que nous avons doublée ensuite d'une épaisse couverture, très solidement fixée.

L'application fut renouvelée, pendant dix jours consécutifs, ce qui fit, en somme, un total de 500 grammes de pommade mercurielle appliquée sur le dos de notre sujet.

Vers la fin de cette expérience, qui fut négative au point de vue de l'absorption cutanée, nous avons constaté, simplement, une très légère irritation de l'épiderme, irritation excessivement faible, puisqu'elle n'a pas été suivie de la pénétration du médicament. En effet, plus de trente jours après ces applications, le sujet était encore conservé dans la bouverie de l'École, et n'a jamais présenté le moindre symptôme caractéristique de la mercurialisation.

Cependant, les animaux de l'espèce bovine sont excessivement sensibles au mercure. C'est là un fait bien établi et rapporté dans tous les traités de pathologie et de thérapeutique vétérinaire, et nous n'ignorons pas que Lafosse a observé des effets généraux graves, après application de 100 gr. de pommade mercurielle *double* sur le dos d'un bœuf. Mais nous ferons remarquer que dans nos expériences, nous avons employé la pommade mercurielle simple; que cette pommade a, été appliquée à raison de 500 gr. que nous avons divisés en dix applications de 50 gr. chacune.

Il est certain que, si la peau intacte avait dû absorber, nous aurions eu des accidents mortels, car la quantité de pommade dont nous nous sommes servis était supérieure à celle qu'a employée Lafosse ; seulement, nous avons évité de forcer la barrière épidermique, en ne faisant pas de frictions trop énergiques, et en employant une préparation moins irritante.

D'autre part, sachant avec quelle facilité les animaux bovins se lèchent, nous avons eu soin de nous mettre à l'abri de l'absorption buccale, en protégeant convenablement les surfaces.

Nous croyons que, si au lieu de nous servir de la pommade mercurielle simple, nous avions employé la pommade mercurielle double, en *frictionnant énergiquement*, nous aurions pu obtenir des résultats conformes à ceux de Lafosse ; mais alors nous n'aurions pas eu un *épiderme intact*.

VI

EXPÉRIENCES SUR LE CHIEN.

Nos expériences sur le chien sont particulièrement intéressantes, car non seulement elles prouvent que la peau intacte de ces animaux n'absorbe pas, mais encore elles démontrent combien il est important de prendre les précautions les plus minutieuses pour éviter les erreurs d'interprétation, pouvant provenir d'un accident ou d'une absorption du médicament par une tout autre voie que la voie cutanée.

Dans tous nos essais sur le chien, nous avons employé des pommades ayant pour formule :

Sulfate de strychnine.	1 gr.
Excipient (axonge, vaseline ou lanoline).	5 gr.

Expérience du 29 *décembre* 1890. — Trois chiens, pesant environ 10 à 12 kil. chacun, ont les poils coupés sur la région dorsale avec la tondeuse fine. On est sûr, avec ce procédé, de ne pas produire la moindre solution de continuité, et d'ailleurs, dans tous nos essais, nous avions soin d'examiner attentivement la peau.

Sur les surfaces préparées, on applique 10 gr. de pommade à la strychnine, soit 2 gr. de poison, employant pour chaque animal un excipient différent.—Afin d'éviter que les animaux puissent se lécher, on les musèle avec soin, mais on néglige cependant de recouvrir les parties frottées avec le taffetas ciré. Voici les résultats de cette expérience.

1° *Pommade préparée avec la lanoline.* — Friction faite à 10 heures 22. On a surveillé l'animal jusqu'à 11 heures 30 ;

mais à cette heure on est obligé de le laisser sans surveillance. — De retour au laboratoire, à 12 heures 15, on le trouve mort. Il était parvenu à se débarrasser de sa muselière, et avait dû certainement se lécher.

2° *Pommade préparée avec l'axonge.* — Friction à 10 heures 10. L'animal est trouvé mort, comme le précédent, à 6 heures 20, avec la muselière défaite. Même réflexion que précédemment.

3° *Pommade préparée avec la vaseline.* — La friction a été faite à 10 heures. Le sujet a conservé constamment sa muselière et n'a pas présenté le moindre symptôme d'empoisonnement.

Le lendemain, dans la soirée, voyant que l'expérience est absolument négative, on procède au nettoyage de la région dorsale, chargée encore de pommade, et on débarrasse le chien de sa muselière. — Il meurt dans la nuit suivante, et on le retrouve dans sa loge, les membres raides, la tête renversée, les oreilles droites, en somme dans une attitude qui ne laisse aucun doute sur la cause de la mort.

Le lavage n'avait probablement pas été suffisant; une certaine quantité de poison avait dû rester sur la peau, et le chien, en se léchant, en avait absorbé assez pour être tué. La dose mortelle de strychnine pour le chien étant assez faible (0,005 à 0,01), il n'a donc pas été nécessaire qu'il en absorbe beaucoup.

Il est certain que, si nous n'avions pas pris la précaution de museler nos chiens, nous aurions pu interpréter les résultats de ces expériences d'une autre manière et les considérer peut être comme favorables à l'absorption cutanée; car, pour compléter l'illusion, cette absorption se serait produite dans un ordre absolument conforme au prétendu degré de penétration de chaque excipient : 1° lanoline ; 2° axonge; 3° vaseline. Mais la muselière enlevée, coïncidant avec la mort de chaque sujet, il n'y avait aucun doute, et nous ne pouvions expliquer l'accident autrement que par une absorption buccale.

Cette expérience est donc nulle, pour le cas particulier qui nous occupe, mais elle n'est cependant pas dépourvue d'intérêt, car elle nous a montré combien il importe de se prémunir contre les causes d'erreur, toutes les fois qu'il s'agit d'étudier une question d'absorption avec un poison aussi violent que la strychnine. Voilà pourquoi nous l'avons présentée avec quelques détails.

Expériences du 7 *janvier* 1891. — Sur le dos de trois chiens de petite taille, tondus et préparés comme précédemment, on applique, en frictionnant modérément pendant 8 minutes, 15 gr. de chaque pommade, soit 3 gr. de sulfate de strychnine incorporés dans l'axonge, la vaseline ou la lanoline. La surface frictionnée est de 120 centimètres environ.

Pour éviter les accidents de la première expérience, on protège d'abord la région avec une large bande de taffetas ciré, qu'on a soin de fixer à la peau en la collant sur les bords avec de la poix fondue ; on complète l'enveloppement avec un carré de toile, doublé et solidement cousu, qui entoure absolument le corps de l'animal. Enfin, par excès de précaution, une chevillière convenablement serrée, ferme le museau de chaque chien, qui est ensuite pourvu d'une muselière métallique.

Dans de telles conditions, nous sommes certains que, si le poison, appliqué sur la peau du dos, détermine des effets toxiques, il n'aura pas suivi une fausse route pour pénétrer dans la circulation.—Mais il n'a pas passé, et nos trois chiens conservés ainsi jusqu'au surlendemain se sont parfaitement trouvés de ces précautions exagérées. — On les a débarrassés de leur muselière après 48 heures, mais on n'a pas touché aux bandages, qui ont été maintenus en place, pendant plusieurs jours encore. Même dans ces conditions, les chiens, n'ayant pu se lécher, n'ont pas présenté le moindre symptôme d'empoisonnement ; ils ont gardé leurs 3 gr. de strychnine sur la peau du dos sans paraître le moins du monde se douter qu'une épée de Damoclès les menaçait en permanence.

Mais nous ne nous sommes pas contentés de cette première épreuve et nous avons recherché si, sous l'influence d'un bon lavage préalable, fait avec de l'eau tiède et du savon noir, la peau deviendrait plus pénétrable et permettrait le passage du poison.

Sur le dos de trois chiens, ainsi préparés, nous avons appliqué en frictions, 20 gr. de pommade à la strychnine au cinquième, c'est-à-dire 4 gr. de poison. Comme précédemment, toutes les précautions ont été prises pour que les sujets ne puissent pas se lécher, et, dans ces conditions, l'expérience a été prolongée pendant trois jours.

Les résultats ont été aussi négatifs que dans la série précédente et, ni avec la lanoline, ni avec l'axonge, ni avec la vaseline, l'absorption n'a jamais eu lieu.

Devons-nous, après cela, conclure que la peau du chien absorbe? Nous ne le pensons pas.

VII

EXPÉRIENCES SUR LE LAPIN.

Avec les lapins, nous avons eu les mêmes vicissitudes qu'avec les chiens, c'est-à-dire que, toutes les fois que nous n'avons pas su nous mettre à l'abri de l'absorption par la muqueuse digestive, nous avons obtenu des résultats positifs.

Plus peut-être qu'avec le chien, il importait de prendre des précautions contre les atteintes de la langue des lapins, qui, malgré une surveillance attentive, parvenaient toujours à se lécher les surfaces qu'ils sentaient imprégnées d'un corps étranger.

Aussi nos premiers résultats étaient-ils absolument discordants : tantôt c'étaient les pommades à l'axonge qui déterminaient la mort les premières, tantôt les pommades à la vaseline, tantôt les pommades à la lanoline. Nous ne savions que conclure, et il était évident pour nous que, si nos animaux mouraient, ils n'avaient pas absorbé le poison seulement par la surface cutanée.—S'il en avait été ainsi, nos résultats auraient été plus concordants, et avec des quantités égales de poison, appliquées sur des surfaces identiques, les écarts n'auraient pas été aussi considérables que ceux que nous obtenions. Cependant nous nous efforcions, soit de surveiller attentivement les animaux, soit de bien recouvrir la peau frictionnée avec un carré de taffetas gommé.

Mais ces précautions étaient insuffisantes. Ce n'est qu'après avoir renforcé le carré de taffetas gommé, avec une bande de toile solidement cousue, et recouvrant complètement la région frictionnée, que nous avons pu conserver nos sujets pendant deux et trois jours avec un gramme de sulfate de strychnine appliqué en pommade sur la peau du dos. Nous avions bien soin, chaque fois, de couper les poils sans léser l'épiderme et de veiller à ce que celui-ci ne présentât pas la plus petite excoriation.

Par conséquent, même chez le lapin, qui a une peau très fine et très délicate, l'absorption n'a pas lieu lorsque l'épiderme est intact.

Les nombreuses expériences que nous avons faites chez le cobaye ne méritent pas d'être citées ici. Elles sont peu démonstratives et nous ont donné des résultats qui ne peuvent pas être pris en considération, car il est difficile de prendre, avec cet animal, les précautions minutieuses qui sont indispensables pour que l'on puisse affirmer qu'on a opéré dans de bonnes conditions.

VIII

CONCLUSIONS ET INTERPRÉTATION DES PRÉCÉDENTES EXPÉRIENCES, RELATIVEMENT A L'ABSORPTION CUTANÉE. — CITATION DE QUELQUES EXPÉRIENCES DÉJA PUBLIÉES SUR LE MÊME SUJET.

Avant d'entrer dans le développement de nos conclusions, et de les comparer avec celles qui ont été posées déjà par les nombreux expérimentateurs qui ont fait des recherches dans le même sens, nous tenons à bien stipuler qu'il ne s'agit ici que de l'absorption des substances incorporées dans les corps gras et placées sur la peau sous forme de pommades.

Amenés, sans le vouloir, à traiter de l'absorption des médicaments par la surface cutanée, nous ne pensons pas qu'on puisse nous reprocher de revenir sur une question parfaitement tranchée aujourd'hui et sur laquelle les opinions sont faites.

On ne doit, en effet, considérer qu'une question est définitivement tranchée qu'autant qu'on ne voit plus des avis et des faits contradictoires être de nouveau apportés par des auteurs différents. Or, ce n'est pas le cas pour l'absorption par la peau. Il suffit de présenter des expériences qui remettent la question sur le tapis, pour voir immédiatement surgir des opinions contraires. Les uns sont catégoriques et n'admettent pas cette absorption, tandis que les autres ont une foule de faits cliniques à opposer, pour prouver qu'elle est vraie. Il en est cependant qui font des restrictions et qui ne l'admettent que dans certaines conditions. Quelles sont ces conditions ? Voilà où nous nous trouvons embarrassés.

J'avoue que le jour où j'ai eu l'honneur de présenter ce travail à la Société des sciences médicales de Lyon , je m'attendais un peu aux objections qui m'ont été faites, et je soupçonnais fort bien que je n'arriverais pas à convaincre tout le monde, car beaucoup d'expériences, publiées par des auteurs d'une grande autorité, paraissent avoir autant de poids pour démontrer le contraire de ce que nous avons vu.

C'est encore ce qui nous a engagés à insister, plus que nous l'avions fait d'abord, sur la partie de notre travail qui concerne l'absorption.

Nous avons consulté un grand nombre de documents, et l'opinion que nous nous sommes faite est la suivante :

Parmi les auteurs qui croient encore à l'absorption cutanée se trouvent surtout des cliniciens ; au contraire, la majorité des expérimentateurs et des physiologistes ne l'admet pas.

Nous ne parlons, bien entendu, que des auteurs actuels et ne nous occupons pas des expériences déjà anciennes. Celles-ci, en effet, ont presque toutes un défaut de cuirasse dont il est aisé de profiter, pour montrer qu'elles ne suffisent pas pour prouver l'absorption.

Nous avons lu, avec le plus vif intérêt, l'excellent *Traité de thérapeutique* de M. le professeur Soulier (1), et y avons trouvé un passage qui exprime absolument l'idée que nous nous faisons de l'absorption par la peau. L'opinion d'un maître et d'un praticien comme M. Soulier est d'un trop grand poids pour que nous ne reproduisions pas textuellement ce passage :

« De la peau, nous dirons seulement ceci : c'est qu'elle paraît ne pouvoir absorber que les gaz, les vapeurs. Le *corpora non agunt nisi soluta*, dont l'inexactitude est certaine, puisque nous avons vu des médicaments agir en dehors de l'absorption, ne concerne que les corps solides en contact avec une surface muqueuse ; ils n'auront d'action, disait-on autrefois, que s'ils sont absorbés, et ils ne seront absorbés que s'ils sont dissous. Vis-à-vis de la surface cutanée il faut donc modifier le vieil axiome et dire : *Corpora non agunt nisi evaporata*. Rien de plus problématique, de moins prouvé expérimentalement, *si la peau est absolument intacte, si l'épiderme a une épaisseur normale*, que l'absorption d'une substance quelconque, en solution ou en pommade, étant supposé qu'à la température du corps, ou plutôt à la tempé-

(1) *Traité de thérapeutique et de pharmacologie*, par Henri Soulier. Paris, 1891, librairie Savy.

rature où le médicament est employé, il n'émette pas de vapeur. »

Nous ne pouvons donc considérer nos expériences que comme une série de démonstrations de ce que M. le professeur Soulier avait nettement consacré, avant même que nous ayons commencé nos recherches.

Cependant, si nos conclusions ne sont pas nouvelles, nous osons croire que nos expériences n'en ont pas moins un certain caractère d'originalité, par le nombre des sujets sur lesquels nous avons expérimenté, et par les soins minutieux que nous avons apportés à opérer dans les conditions les plus rigoureuses, pour que nos résultats ne soient pas troublés par des absorptions étrangères à la voie épidermique.

De plus, en nous servant des trois principaux excipients gras, nous avons prouvé que pas plus l'un que l'autre n'était favorable à la pénétration des substances actives à travers la peau.

Après lecture du passage où M. Soulier exprime si catégoriquement l'opinion qu'on doit se faire de l'absorption cutanée, nous n'avions pas l'intention de revenir à la charge sur cette même question ; mais, à coté de cela, nous avons trouvé aussi des opinions absolument contraires, et il nous a d'ailleurs été fait un certain nombre d'objections qui méritent d'être prises en considération.

Et d'abord, peut-on concevoir que la peau soit un organe d'absorption ? Nous ferons à cette question la réponse déjà reproduite par beaucoup de physiologistes. La peau est, avant tout, un organe de protection dont les couches épidermiques stratifiées et kératinisées, ne paraissent pas devoir servir de porte d'entrée aux substances extérieures. C'est aussi un organe de sécrétion, mais un organe de sécrétion excrémentitielle, c'est-à-dire qn'il y a constamment, au niveau de l'orifice des glandes sébacées et sudoripares, un courant actif de dedans en dehors qui ne doit pas être favorable à l'absorption par ces voies. — Il est vrai que ces ouvertures, ainsi que la gaîne des poils, étant constamment imprégnées de matières grasses et huileuses, on pourrait croire qu'elles permettront la pénétration des substances incorporées dans les excipients gras. C'est ce que prétendent du reste les auteurs qui croient encore à l'absorption cutanée. Beaucoup d'entre eux ne reconnaissent pas que la peau puisse laisser passer les substances contenues dans un véhicule aqueux, mais admettent que, dans une certaine mesure, les matières actives incorporées aux corps gras peuvent pénétrer l'épiderme, arriver au contact des éléments vasculaires superficiels du derme et être absorbées. Le mercure, employé en frictions dans le traitement de la syphilis, serait une preuve de cette pénétration.

En dehors de nos expériences personnelles, nous rappellerons, à propos du mercure, que Fürbringer n'a pas pu voir ce métal dans l'épaisseur du tégument des animaux qu'il frictionnait avec de l'onguent mercuriel, et que M. Merget a, lui aussi, obtenu des résultats qui sont absolument défavorables à l'absorption du même médicament par l'épiderme intact. — Ce dernier auteur avait recouvert le bras d'un jeune étudiant avec de l'onguent mercuriel, et, pour éviter les causes d'erreur, il le faisait respirer au dehors avec un masque ; il avait pris également la précaution d'entourer le bras avec plusieurs enveloppes de gutta. — M. Merget croit donc que le mercure ne traverse pas la peau et que les résultats favorables, obtenus dans le traitement de la syphilis, proviennent de l'absorption de ses vapeurs par le poumon. Aussi propose-t-il de remplacer les onctions cutanées par l'application, sur la poitrine, d'un plastron de flanelle recouvert de mercure réduit. Ce plastron laisserait dégager des vapeurs en quantité suffisante pour obtenir des effets satisfaisants.

On pourrait, il nous semble, donner une autre explication de la pénétration du mercure, appliqué en pommade sur la peau de l'homme ; car, en somme, on ne peut nier les faits, et souvent le dégagement des vapeurs est difficile à admettre seul.

Personnellement, nous ajoutons une grande importance à l'irritation provoquée à la longue par la pommade mercurielle, qui doit passer alors par effraction cutanée et non à travers l'épiderme intact. Non seulement pour le mercure, mais pour beaucoup d'autres substances, cette explication doit être vraie. Nous sommes également disposés à admettre le mécanisme suivant : Dans les régions très velues, le médicament pourrait peut-être pénétrer dans les follicules pileux et les glandes sébacées, et se trouver ainsi dans une cavité où, réduit en vapeurs, il passerait plus facilement à l'absorption.

Gubler admettait pour les gaz une diffusion dans les conduits sudoripares, diffusion suivie ensuite de l'absorption par les glandes. Pourquoi ne reconnaîtrions-nous pas aussi que la même chose peut avoir lieu pour les substances volatiles appliquées à la surface de la peau, mercure ou iode, par exemple. Ça reviendrait toujours à l'axiome adopté par M. le professeur Soulier : *Corpora non agunt nisi evaporata.* — Toutefois nous pensons que, si les procédés de pénétration dont nous venons de parler sont possibles dans des conditions particulières, ils ne doivent pas avoir une bien grande importance ; l'*absorption par ces voies doit être infinitésimale* et présenter des différences suivant les espèces.

Quant à la pénétration des substances absorbables dans la gaîne des poils et les conduits des glandes sébacées, elle a particulièrement occupé M. Aubert, qui croit que l'absorption est pour cela plus facile dans les régions velues que dans les régions glabres. Il y aurait, d'après lui, un tiraillement exercé sur les poils au moment de la friction, tiraillement qui produirait des érosions épidermiques favorables à l'absorption.

Parmi les expériences faites par M. Aubert, il en est une qui consiste à rechercher l'absorption de la pilocarpine incorporée à l'axonge. Quand la friction était faite dans un endroit dépourvu de poils, il n'obtenait rien ; dans les régions où il existait des poils, la pénétration était manifeste.

Nous sommes heureux de constater qu'une partie de ces expériences prouve que la peau n'absorbe pas ; il est vrai qu'à côté, l'auteur admet une pénétration par les follicules pileux, mais il semble nous indiquer aussi que les frictions, accompagnant l'application, étaient assez énergiques pour produire des tiraillements des poils dans leur gaine et des *érosions épidermiques*.

Dans nos expériences, surtout en nous servant de la strychnine, nous appliquions la pommade en frictions, mais en frictions *juste suffisantes* pour que la peau soit parfaitement et complètement imprégnée du corps gras ; nous n'avons pas cherché à produire des tiraillements et des érosions.

M. le docteur Clément, visant particulièrement l'absorption de l'iodure de potassium, nous a fait remarquer que, cliniquement, on est forcé d'admettre que, même la peau étant intacte, ce médicament exerce une action résolutive dans les engorgements ganglionnaires ou dans les hypertrophies du corps thyroïde. Il pense que l'absorption de quelques vapeurs d'iode ne peut expliquer l'action du médicament employé sous forme de pommade.

Nous n'avons pas immédiatement répondu à cette objection, quoique nous soyons parfaitement convaincus que, quelque faible qu'il soit, le dégagement de vapeurs, provenant de la décomposition de l'iodure par les acides gras, est suffisant pour que la pénétration ait lieu par les voies respiratoires. Mais depuis nous avons eu l'idée : 1° de nous assurer du degré de conservation de l'iodure dans l'axonge, la vaseline et la lanoline ; 2° de rechercher, dans les conditions de la pratique, dans quels cas l'iodure peut vraiment passer dans l'organisme et se retrouver dans les urines.

Nous avons préparé avec l'axonge, la vaseline et la lanoline, trois pommades officinales à l'iodure de potassium. Chacune de ces pommades a été placée en quantités égales, au fond d'un grand vase, à la partie supérieure duquel se trouvait suspendu un papier fortement imprégné d'empois d'amidon.

Dès le lendemain matin, du côté de la pommade à l'axonge, le papier amidonné était d'un bleu foncé, tandis que dans les deux autres vases il ne présentait pas la moindre coloration.

Ce n'est qu'au bout de cinq jours que le papier contenu dans le vase où se trouvait la lanoline iodurée, a commencé à se teinter légèrement.— La pommade à la vaseline n'a pas laissé dégager de vapeurs ; l'iodure de potassium n'est donc pas décomposé par cet excipient.

Il y a donc une grande différence dans la conservation des pommades à l'iodure de potassium, suivant qu'on se sert d'axonge, de lanoline ou de vaseline. Ce disant, nous n'avons pas la prétention d'apprendre quelque chose de bien nouveau, mais de montrer, approximativement, la différence de rapidité avec laquelle se décompose chaque pommade.

Ayant préparé des pommades fraîches à l'iodure de potassium, dans les trois excipients que nous étudions, nous avons pratiqué, avec chacune d'elles, une friction sur la partie antérieure du cou de trois jeunes gens. Les surfaces furent simplement protégées par un mouchoir enroulé autour du cou. — Peu de temps après l'application, la pommade à l'axonge était jaune et manifestement altérée. Les urines de l'individu, analysées une heure et demie après l'application, contenaient de l'iode. Le sujet a conservé sa pommade pendant trois jours, et il fut possible, dans l'urine de chaque jour, de déceler de notables proportions d'iode.

Avec la lanoline, ce n'est que le lendemain que nous avons pu apercevoir une légère trace d'iode dans l'urine, mais la quantité a augmenté progressivement au point d'être bientôt égale à celle qui apparaît après l'emploi d'une pommade à l'axonge.

Avec la vaseline, rien n'a passé pendant les deux premiers jours ; ce n'est que le troisième jour que nous avons pu apercevoir une légère teinte rouge pourpre dans l'urine traitée par le perchlorure de fer et le sulfure de carbone. Dans ce dernier cas, nous n'attribuons pas la décomposition de l'iodure à la vaseline, mais aux produits de sécrétion cutanée qui s'accumulaient sur une surface non nettoyée.

En faisant des applications des mêmes pommades sur la poitrine, et en protégeant les surfaces avec le taffetas gommé, le résultat est tout aussi négatif que dans les expériences précédemment décrites, même après conservation de la préparation sur la peau pendant deux jours.

Ce que nous avons ainsi observé nous semble démonstratif, et d'ailleurs, sans vouloir insister plus que de raison sur l'importance de cette décomposition de l'iodure au sein de l'excipient, nous rappellerons que les praticiens ont parfaitement constaté qu'avec une pommade rancie l'absorption se produit mieux qu'avec une pommade fraîche.

Nous sommes donc autorisés à penser que, si cliniquement on est forcé d'admettre l'absorption de l'iodure incorporé dans les corps gras, c'est surtout sous forme de vapeurs d'iode que pénètre ce médicament, et que cette absorption est plus abondante quand on se sert de pommade à l'axonge. C'est peut-être la décomposition plus prompte des médicaments dans l'axonge, et leur absorption plus rapide à l'état de vapeurs, quand ils en dégagent, qui a fait admettre que cet excipient était le meilleur à employer dans les cas où on veut favoriser la pénétration ; et, de fait, d'après ce que nous avons dit des circonstances exceptionnelles dans lesquelles on peut voir l'absorption s'effectuer par une partie du tégument, c'est l'axonge qui, transformant le plus vite ces médicaments en vapeur, doit être préférée pour favoriser la pénétration.

Nous avons donc répondu aux deux premières questions que nous nous étions posées : 1° la peau *intacte* n'absorbe pas les substances incorporées dans les corps gras, ou, si elle les absorbe, ce n'est que *très lentement*, *en proportions infinitésimales*, et seulement dans les régions velues ; 2° les excipients axonge, vaseline et lanoline ne présentent aucune différence, aucun avantage au point de vue de la pénétration des médicaments *à travers l'épiderme*.

Mais, si au lieu d'appliquer une pommade sur une surface n'absorbant pas, nous l'appliquons sur une région qui absorbe et se laisse facilement traverser, comme la peau dépourvue de son épiderme, une muqueuse, une plaie, etc., quel est l'excipient qui cédera le plus rapidement le produit incorporé à sa masse ?

Ceci nous amène à traiter la deuxième partie de notre travail.

IX

POUVOIR INCARCÉRANT DE L'AXONGE, LA VASELINE ET LA LANOLINE POUR LES PRODUITS AUXQUELS ELLES SERVENT D'EXCIPIENTS.

Nous nous sommes servis de la grenouille pour entreprendre nos premiers essais sur cette question, sachant que la peau très absorbante de ce batracien se laisserait parfaitement pénétrer par les substances actives que céderaient les pommades appliquées à sa surface.

Sur des petites rondelles de papier, ayant exactement la même dimension, nous étendions des quantités égales de pommade à la strychnine, préparées au même titre avec des excipients différents. Ces sortes d'emplâtres étaient appliqués ensuite sur le dos de grenouilles ayant approximativement le même poids. Voici les résultats que nous avons obtenus :

Grenouille A. — Pommade préparée avec la vaseline : — manifestations toxiques 9 minutes après l'application.

Grenouille B. — Pommade préparée avec l'axonge : — manifestations toxiques 19 minutes après l'application.

Grenouille C. — Pommade préparée avec la lanoline : — manifestations toxiques 21 minutes après l'application.

De plus, la grenouille A est morte la première, et la grenouille C avait encore des contractions tétaniques très brusques longtemps après que la grenouille B avait cessé de vivre.

Nous avons répété cette expérience plusieurs fois et avons toujours constaté les mêmes faits. Les trois excipients, axonge, vaseline et lanoline, ne cèdent donc pas également vite les produits qu'on y incorpore, et, sur une surface imprégnée d'eau comme la peau de la grenouille, c'est la vaseline strychnisée qui détermine le plus promptement la mort ; l'axonge vient ensuite ; enfin, en troisième ligne, arrive la lanoline.

Par conséquent la propriété osmotique des médicaments solubles, mis sous forme de pommade, varie avec l'excipient; on peut le prouver encore de la manière suivante :

Dans trois verres à expériences, contenant chacun 20 cc. d'eau distillée, on fait tomber des quantités égales de pommade au ferrocyanure au cinquième. — Dans un verre se trouve une pommade à l'axonge, dans l'autre une pommade à la vaseline, dans le troisième une pommade à la lanoline. On recherche peu de temps après avec le perchlorure si le ferrocyanure a diffusé dans l'eau, et on constate que, du côté de la vaseline, le précipité est abondant, alors qu'il est très faible du côté de l'axonge et presque nul du côté de la lanoline. — La différence s'accentue à la suite d'un contact plus prolongé, mais c'est toujours la lanoline qui donne le précipité le moins abondant.

Une expérience de diffusion est aussi très démonstrative. Au fond de trois grands vases à précipité, on place 10 gr. des mêmes pommades que précédemment. On remplit ces trois vases, avec précaution et sans agitation, avec de l'eau à laquelle on ajoute ensuite du perchlorure de fer. La couleur bleue se montre immédiatement et dans toute la masse du côté de la vaseline; seulement dans la partie inférieure et au contact des pommades, du côté de l'axonge et de la lanoline.

On laisse s'opérer la diffusion et, dès le lendemain, on voit très bien que la teinte bleue est plus foncée et plus étendue dans le vase où se trouve l'axonge que dans celui où se trouve la lanoline.

L'emploi de pommades au perchlorure de fer et du réactif très sensible sulfocyanure de potassium nous a donné des résultats tout aussi nets.

Tandis que nous poursuivions ces recherches, un expérimentateur étranger travaillait dans le même terrain et obtenait des résultats qu'il a publiés avant les nôtres, et dont nous n'avons eu connaissance qu'après avoir terminé la plupart de nos essais.

C'est dans le *Pharmaceutical journal*, numéro de septembre 1890, que M. Lüff a fait l'exposé de ses expériences.

Recherchant comme nous les propriétés osmotiques des médicaments solubles, mis sous forme de pommade, il se servait d'un procédé dont nous apprécions la supériorité. Ayant préparé des pommades à la vaseline, à l'axonge et à la lanoline, il enfermait chacune d'elle dans une vessie de mouton, qu'il plongeait ensuite dans l'eau chauffée à 36°. Il employait ainsi le procédé de diffusion à travers les membranes. — Avec la vaseline, l'iodure de potassium se retrouvait dans l'eau après une heure ; avec l'axonge, après neuf heures ; avec la lanoline, rien n'avait passé après 24 heures. — Il a constaté aussi que tous les médicaments ne diffusaient pas également vite dans les mêmes conditions et avec les mêmes excipients, ainsi : la résorcine, dans la vaseline, se retrouvait seulement après dix heures ; dans l'axonge, après quinze heures.

Ces résultats sont donc absolument conformes aux nôtres, et M. Lüff en a conclu justement que, si une pommade est employée dans le but de faire absorber un principe actif, l'excipient à préférer est la vaseline ; si l'on veut, au contraire, produire un effet local, l'absorption n'étant plus à rechercher, c'est la lanoline qui est le meilleur excipient. Cette dernière conclusion ne concorde pas avec ce que nous démontrerons plus loin.

Nous nous sommes en effet demandé si la propriété osmotique des médicaments solubles, mis sous forme de pommade, est la même sur une surface absorbante imprégnée d'eau, ou dans un milieu aqueux, que sur une surface imprégnée de liquides organiques, ou dans un milieu albumineux.

L'expérience suivante nous a permis de répondre à cette question :

Après avoir préparé, sur trois cobayes, un godet sous-cutané, par incision de la peau et dilacération du tissu conjonctif, nous avons introduit avec soin, dans chaque godet, des quantités égales de pommades à la strychnine au même titre, employant pour chaque animal un excipient différent.

Dans tous ces essais (nous les avons répétés plus de six fois), la vaseline strychnisée était rapidement mortelle, la lanoline venait ensuite, tandis que l'empoisonnement était beaucoup plus tardif avec la pommade à l'axonge.

Nous nous en sommes assurés encore en répétant les expériences d'osmose de M. le professeur Lüff, que nous avons modifiées et adoptées à la démonstration que nous poursuivions. — Au lieu de plonger les vessies qui contenaient chaque pommade, dans l'eau distillée, nous les avons plongées dans du sérum de cheval ; d'ailleurs nous nous servions non pas de vessies de mouton, mais de vessies natatoires de poissons, dans lesquelles nous introduisions des pommades au ferrocyanure de potassium.

Ces expériences ont été aussi précises que les précédentes : le ferrocyanure dans la vaseline diffusait le premier et se retrouvait dans le sérum après six heures environ ; dans la lanoline il pouvait se déceler après vingt heures ; enfin, avec l'axonge, ce n'est que le surlendemain que ce ce sel avait traversé la membrane. — Ces chiffres sont approximatifs, et ne doivent pas être donnés comme rigoureusement justes ; dans tous les cas, un fait découle clairement de nos expériences, c'est la différence bien tranchée entre la rapidité de la diffusion du médicament suivant l'excipient employé. Nous ajouterons que l'intensité du précipité était bien différente, même après trois jours ; sur des prises faites dans chaque osmomètre, nous avons constaté que du côté de la vaseline il était abondant, tandis qu'il était plus léger du côté de la lanoline, et encore plus faible du côté de l'axonge.

Une dernière expérience, faite sur la peau du lapin, avec des pommades à la strychnine, est encore venue confirmer ce que nous avaient appris les essais précédents.

Nous avons rendu la surface cutanée absorbante, en enlevant la couche épidermique par des frottements prolongés avec un morceau de pierre-ponce.— Le derme, mis à nu par ce procédé, représentait une excellente surface d'absorption sur laquelle nous avons appliqué même poids de nos pommades. — Nous nous sommes servis de trois lapins, choisis le plus possible de même taille :

Les premiers symptômes de l'empoisonnement par la strychnine se sont montrés dans l'ordre suivant :

Avec la vaseline, après . . . . 3 minutes.
— la lanoline, — . . . . 16 —
— l'axonge, — . . . . 37 —

Cette expérience, répétée une deuxième fois dans des conditions identiques, a été parfaitement concordante. Le pouvoir osmotique des médicaments mis sous forme de pommade n'est donc pas le même sur les surfaces imprégnées d'eau que sur les surfaces imprégnées des liquides organiques ; mais la différence ne porte que sur l'axonge et la lanoline, car, dans tous les cas, c'est la vaseline qui cède le plus rapidement les substances auxquelles elle sert d'excipient.

CONCLUSIONS GÉNÉRALES.

De tout ce qui précède, nous tirerons les conclusions générales suivantes :

1° Il est bien vrai que, même pour les substances incorporées dans les corps gras, l'*épiderme intact* est toujours une barrière infranchissable.

2° Dans la majorité des circonstances où la pénétration a semblé démontrée, soit par des effets thérapeutiques, soit par l'élimination du produit et sa présence dans les urines, il s'agissait d'un médicament volatil et d'une absorption par les voies respiratoires.

3° Cependant, il y aurait peut-être une exception à faire, en faveur des substances susceptibles de dégager des vapeurs, quand elles sont appliquées sur une peau fine et recouverte de poils. — Dans ce dernier cas, c'est une pénétration des vapeurs par les follicules pileux et les glandes sébacées, et non une absorption à travers l'épiderme qui se produit.

Même dans cette circonstance, la pénétration se *fait toujours lentement et en proportions infinitésimales.* — On peut cependant l'accélérer par des frictions énergiques, qui auront pour résultat de déterminer des tiraillements sur les follicules pileux, et de débarrasser les ouvertures des produits de sécrétion qui les remplissent.

4° La lanoline, pas plus que l'axonge et la vaseline, n'est capable de favoriser l'absorption cutanée et la pénétration des médicaments dans le système vasculaire. — Nous n'avons pu parvenir à savoir si elle jouit véritablement du pouvoir pénétrant intra-épidermique qu'on lui attribue. Dans tous les cas, il faut toujours admettre que cette pénétration est assez limitée et se borne à une imprégnation superficielle.

5° Sur les *surfaces absorbantes*, les trois excipients ne cèdent pas également vite leurs produits.— C'est la vaseline qui les abandonne le plus rapidement et paraît la plus favorable, quand on recherche la pénétration rapide d'un médicament devant être appliqué sous forme de pommade.

En présence des liquides organiques, la lanoline cède plus vite les médicaments que l'axonge ; c'est l'inverse qui a lieu quand la surface est imprégnée d'eau.

De ces faits il résulte que, si une pommade doit être employée dans le but de faire absorber le principe actif, l'excipient à préférer sera la *vaseline*.— Inutile d'ajouter que nous parlons des applications à faire sur une surface absorbante quelle qu'elle soit.

Au contraire, pour les applications devant avoir une *action locale* sur des surfaces absorbantes, l'axonge vaudra mieux, car cette substance retiendra plus longtemps le médicament au point où il devra agir.

Cependant, quand il s'agira d'avoir une action locale en surface, rapide et énergique, une action parasiticide, par exemple, c'est encore la vaseline qui devra être préférée, et ceci se conçoit fort bien.

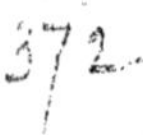

www.ingramcontent.com/pod-product-compliance
Lightning Source LLC
LaVergne TN
LVHW052012160826
845678LV00003B/1028

* 9 7 8 2 3 2 9 6 6 0 2 0 2 *